AF321391

PUBLICATIONS DU *PROGRÈS MÉDICAL*

DU TRAITEMENT PROPHYLACTIQUE

DE

L'OPHTALMIE DES NOUVEAU-NÉS

PAR LE

NITRATE D'ARGENT EN SOLUTION FAIBLE

A 1 POUR 150

PAR

P. BUDIN

PARIS

AUX BUREAUX DU
PROGRÈS MÉDICAL
14, rue des Carmes, 14.

FÉLIX ALCAN
ÉDITEUR
108, boulevard Saint-Germain, 108

1895

PUBLICATIONS DU *PROGRÈS MÉDICAL*

DU TRAITEMENT PROPHYLACTIQUE

DE

L'OPHTALMIE DES NOUVEAU-NÉS

PAR LE

NITRATE D'ARGENT EN SOLUTION FAIBLE

A 1 POUR 150

PAR

P. BUDIN

PARIS

AUX BUREAUX DU
PROGRÈS MÉDICAL
14, rue des Carmes, 14.

Félix ALCAN
ÉDITEUR
108, boulevard Saint-Germain, 108

1895

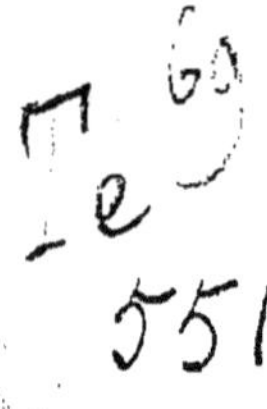

DU

TRAITEMENT PROPHYLACTIQUE

DE

L'OPHTALMIE DES NOUVEAU-NÉS

En octobre 1892, à la demande de mon ami le Dr Lefour (de Bordeaux), j'ai communiqué à la *Société de Gynécologie* de cette ville (1) les résultats que j'avais obtenus pendant neuf mois dans mon service de la Charité, grâce au traitement prophylactique de l'ophtalmie purulente auquel j'avais eu recours.

Je ne veux que vous rappeler les principaux points de la note que je publiai alors et vous donner toutes les statistiques qui ont été recueillies depuis, pendant les mois où j'ai dirigé mon service d'accouchement.

Le moyen prophylactique par excellence, écrivais-je en 1892, a été conseillé par Bischoff et par Crédé : c'est l'emploi, aussitôt après la naissance, d'une solution de nitrate d'argent à 1 pour 50 (méthode de Crédé) dont on laisse tomber une goutte dans les paupières entr'ouvertes. On a

____

(1) Bulletins et Mémoires de la Société de Gynécologie de Bordeaux, octobre 1892, p. 237.

aussi recommandé l'acide phénique, le sublimé, l'iodoforme, etc.

La solution de nitrate d'argent à 2 pour 100 est absolument efficace, mais elle n'est pas sans présenter quelques inconvénients : elle détermine parfois un gonflement considérable des paupières, et, dans les jours qui suivent, une suppuration si abondante que nous avons vu des confrères croire à l'existence d'une conjonctivite purulente qu'ils voulaient soigner par de nouvelles cautérisations. Cet état des paupières inquiète les parents, si bien que beaucoup de médecins hésitent à recourir à ce procédé dans la pratique civile, de là l'apparition de véritables ophtalmies qui sont loin d'être rares en dehors des hôpitaux.

Les lavages avec des solutions phéniquées à 2 pour 100 ou avec des solutions de sublimé à 1 pour 5,000, 1 pour 4,000, et même 1 pour 2,000 ne valent pas, tant s'en faut, le nitrate d'argent ; les statistiques sont concluantes. Il en est de même pour les insufflations de poudre d'iodoforme (1).

Nous avons, pour notre part, continué l'emploi du nitrate d'argent, seulement nous avons abandonné la solution à 2 pour 100 ; celle au centième ayant encore parfois déterminé un gonflement et une suppuration assez marqués nous avons eu recours à une solution plus faible, à une solution contenant seulement 1 gramme de nitrate d'argent pour 150 grammes d'eau. Voici, résumés sous forme de tableau, les résultats que nous avons obtenus :

---

(1) Voyez Valude ; in *Bulletin médical*, année 1891, p. 227.

DATES.	Nombre des accouchements.	Accouchements gémellaires.	Total des naissances.	A déduire : avortements, enfants macérés, morts pendant le travail ou les 3 premiers jours.	Restent : enfants partis avec leurs mères, partis en nourrice ou morts après le 3e jour.	OBSERVATIONS.
Du 7 octobre 1891 au 15 juillet 1892.....	841	4	845	115	730	1 ophtalmie. 3 conjonctivites secondaires.
Du 15 octobre au 31 décembre 1892. ...	225	4	229	35	194	
Du 1er janvier au 15 juillet et du 13 novembre au 20 décembre 1893	622	5	627	118	509	2 conjonctivites secondaires.
1894, sauf août, septembre et octobre . . .	684	8	692	121	571	1 ophtalmie. 2 conjonctivites secondaires.
				Total. .	2,004	2 ophtalmies. 7 conjonctivites secondaires.

Ainsi donc, pour ces 2,004 enfants, nous avons eu deux ophtalmies purulentes et sept conjonctivites secondaires.

Ophtalmies. — OBSERVATION I. — Année 1892, accouchement n° 296. Prématuré pesant 1,975 grammes ; son état général était très médiocre. Il portait des traces de brides amniotiques ; l'une d'elles, qui entourait le médius gauche à sa base, avait déterminé un œdème volumineux de ce doigt. Le lendemain de sa naissance, il s'écoula de ses yeux un peu de liquide jaunâtre qu'on attribua d'abord à l'action du nitrate d'argent. Le second jour, des fausses membranes apparurent. Je le montrai à mon confrère et ami le Dr Abadie et on le conduisit régulièrement à sa clinique ; le huitième jour l'ophtalmie avait complètement disparu. Un peu plus tard, le médius enserré par la bride amniotique devint noire, se gangrena : on en fit l'amputation, mais l'enfant succomba.

OBSERVATION II. — Mars 1894. Accouchement normal. Deux jours après la naissance on trouve les paupières de l'œil droit un peu gonflées ; elles sont accolées et quand on les écarte il s'écoule quelques gouttes de sérosité jaunâtre ; les conjonctives sont fortement injectées, la face interne des paupières est épaissie et œdématiée. En examinant avec soin l'enfant, on ne voit en aucun point sur la surface cutanée de coloration brunâtre comme cela existe souvent quand, après l'emploi du nitrate d'argent, les paupières n'ont pas été bien essuyées avec l'ouate. Une enquête est faite et l'aide sage-femme de service avoue que, plusieurs malades ayant accouché presque simultanément, elle a oublié de mettre la solution prophylactique dans les yeux de l'enfant. On eut recours aux cautérisations avec la solution à 1 pour 50, puis à 1 pour 100 de nitrate d'argent et aux irrigations avec de l'eau contenant de l'acide borique ou du naphtol. L'œil gauche également atteint fut traité de la même manière et l'enfant guérit assez rapidement. Son état général avait continué à être excellent et la courbe de ses poids était presque verticale.

Conjonctivites secondaires. — OBSERVATION I. — Enfant n° 101, né en novembre 1891 ; légère inflammation de la conjonctive survenue le sixième jour ; l'affection était si bénigne que la mère a voulu quand même, malgré nos conseils, quitter l'hôpital le lendemain.

OBSERVATIONS II, III et IV. — L'enfant n° 224, né en décembre 1891, a eu également à la fin de son séjour à l'hôpital une très légère conjonctivite que de simples lavages ont rapidement fait disparaître. Il en a été de même pour l'enfant n° 90, année 1892, venu au monde au mois de février et pour un enfant né en janvier 1893.

OBSERVATION V. — Avril 1893 ; enfant n° 294. Accouchement spontané dans un bassin rétréci et asymétrique. La mère a eu des abcès des seins pendant la grossesse ; un suintement purulent persiste après l'accouchement ; contamination secondaire des yeux de l'enfant : cautérisation au nitrate d'argent et lavage avec des solutions de naphtol : guérison.

OBSERVATION VI. — Novembre 1894 ; accouchement n° 881. Conjonctivite des deux yeux contractée le septième jour ; deux cautérisations avec une solution de nitrate d'argent à 1 pour 100 et lavage avec une solution de naphtol ; guérison complète après trois jours.

OBSERVATION VII. — Novembre 1894 ; accouchement n° 911. Conjonctivite de l'œil droit survenant le onzième jour. L'enfant avait de l'onyxis des doigts de la main droite qu'il portait constamment à sa figure, c'est ainsi que l'œil a dû être contaminé, car l'interne du service, M. Brindeau, ayant examiné le pus de l'onyxis et celui de la conjonctivite, a trouvé dans les deux du staphylocoque. Guérison complète en 48 heures.

— Il est évident, disais-je encore en 1892, que pour expliquer des résultats aussi favorables, il faut tenir grand compte des précautions prises dans notre service.

1° Dès son arrivée à la salle d'accouchement, la mère, si le travail n'est pas trop avancé, prend un grand bain et on lui fait une injection vaginale avec une solution de sublimé à 1 pour 4,000.

2° Immédiatement après la naissance, en attendant la

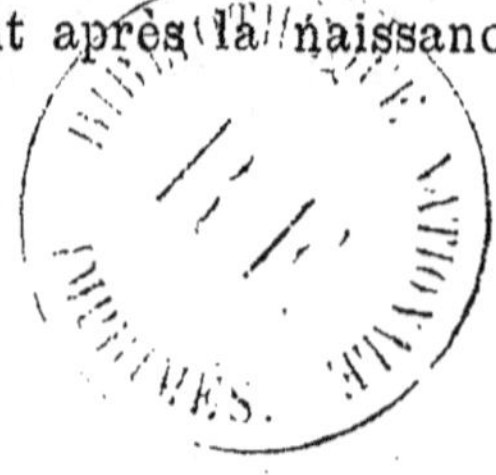

cessation des battements du cordon qui permettra d'en faire la ligature, on essuie les yeux de l'enfant avec un peu d'ouate et on fait pénétrer entre les paupières une ou deux gouttes de la solution de nitrate d'argent à 1 pour 150.

3° Pendant les jours qui suivent, si la plus petite complication survient, soit chez la femme, soit chez le nouveau-né, ils sont immédiatement isolés.

4° Enfin, nous avons supprimé les nourrices qui conservaient avec elles leur enfant, la surveillance en était très difficile. Si les bébés avaient des panaris ou un peu de conjonctivite, les mères nous le cachaient et il en résultait parfois de petites épidémies d'ophtalmie chez les nouveau-nés auxquels elles donnaient des soins. Il n'est pas inutile d'ajouter que pendant toute cette période l'état sanitaire de notre service a été excellent.

Depuis 1892 je fais également usage, **dans** ma clientèle de la ville, des solutions de nitrate d'argent à 1 pour 150. Je n'ai, depuis cette époque, observé aucun cas d'ophtalmie purulente ; une seule fois j'ai vu survenir, plusieurs jours après la naissance, une légère conjonctivite qui a cédé à de simples lavages.

En présence de ces résultats : deux ophtalmies purulentes pour 2,004 enfants, c'est-à-dire dans la proportion de 1 pour 1,000, ophtalmies survenues dans des conditions qui s'expliquent, nous croyons que l'emploi d'une solution de nitrate d'argent à 1 pour 150 est suffisant comme traitement prophylactique. Cette solution n'a aucun des inconvénients de celle (1 pour 50) primitivement conseillée par Crédé.

Les conjonctivites secondaires, c'est-à-dire apparues six, sept, onze jours après la naissance n'ont existé à la Charité que dans la proportion de 3,5 pour 1,000 (7 pour 2,004).

Ce n'est plus après une seule année, comme lorsque nous avons fait notre communication à la Société de Gynécologie de Bordeaux, mais après trois années d'expérience, que nous demandons à nos collègues de vouloir bien essayer la solution de nitrate d'argent à 1 pour 150 ; nous espérons qu'ils seront aussi heureux que nous.

Ce n'est pas tout. Il n'est pas très rare d'observer des ophtalmies dans la clientèle des sages-femmes ; or, une solution aussi faible de nitrate d'argent ne semble pas pouvoir être dangereuse entre leurs mains. Mais la loi est formelle ; elle leur défend de prescrire des médicaments autres que le seigle ergoté, des paquets de sublimé et de la vaseline au sublimé. Peut-être les accoucheurs des hôpitaux, qui ont la surveillance des sages-femmes agréées, pourront-ils prescrire la solution de nitrate d'argent à 1 pour 150 et la faire employer comme moyen prophylactique seulement. Les résultats obtenus ainsi, en dehors de l'hôpital, seront intéressants à connaître et montreront si on doit ou non demander la généralisation de ce procédé dans la pratique des sages-femmes.

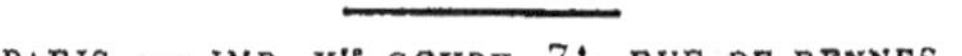

PARIS. — IMP. Vᵉ GOUPY, 71, RUE DE RENNES.